天津市科普重点项目

骨科常见疾病的防治与康复系列丛书

骨质疏松的防治与康复

丛书主编　姜文学

编　　著　周海昱

天津出版传媒集团

天津科技翻译出版有限公司

图书在版编目（CIP）数据

骨质疏松的防治与康复／周海昱编著. —天津：
天津科技翻译出版有限公司，2017.8
（骨科常见疾病的防治与康复系列丛书）
ISBN 978 - 7 - 5433 - 3734 - 3

Ⅰ. ①骨… Ⅱ. ①周… Ⅲ. ①骨质疏松 - 防治 Ⅳ.
①R681

中国版本图书馆 CIP 数据核字（2017）第 190474 号

出　　版:天津科技翻译出版有限公司
出 版 人:刘 庆
地　　址:天津市南开区白堤路 244 号
邮政编码:300192
电　　话:(022)87894896
传　　真:(022)87895650
网　　址:www.tsttpc.com
印　　刷:高教社(天津)印务有限公司
发　　行:全国新华书店
版本记录:787 × 1092　32 开本　3 印张　40 千字
　　　　　2017 年 8 月第 1 版　2017 年 8 月第 1 次印刷
　　　　　定价:18.00 元

（如发现印装问题,可与出版社调换）

前　言

　　随着社会生活方式的改变和工作节奏的加快及老龄化社会的到来,当今人们的疾病谱也在发生着改变,颈腰痛、骨质疏松、骨性关节炎、股骨头坏死等成为骨科最常见的四大类疾病,而且呈年轻化趋势。平日各大医院骨科门诊人满为患,医疗任务重,每位医生常常一上午看三四十名患者,因而不能向每名患者详细讲解疾病知识和预防常识。广大患者渴求健康知识而难以从正确的途径获取,故而健康知识供需严重失衡。

　　某些患者由于缺乏疾病常识,或是存在侥幸心理,不愿意去正规医院诊治,而相信所谓"偏方",进行"贴膏药"及"按摩复位"等治疗,不仅没有效果,反而加重或延误了病情。每当看到浪费很多时间和金钱盲目治疗的患者时,作为骨科专业医生,我们感到非常痛心和惋惜,同时有着强烈的愿望想告诉他们正确的方法,帮助他们早日摆脱疾病带来的痛苦。

　　所以,我和我的同事们编写了这些广大患者(特别是中老年患者)急需的关于骨科常见病、多发病的科普书籍,以加深患者对这些骨科常见病的认识,从而少走就医弯路,并通过科学的治疗,早日获得康复。进而能通过对疾病的合理预防,达到防病治病的目的。

在编写过程中,我们参阅了国内外最新资料,并结合自己工作中的临床经验,针对骨科常见的颈腰痛、骨质疏松、骨性关节炎、股骨头坏死四种常见疾病,针对人们关注的问题,本着既保证科学性,又通俗易懂,既包括基本概念,又融入最新进展的编写原则,采用问答形式,将这几大类疾病复杂的知识以若干问题的形式展现出来。本书在进行文字叙述的同时,还采用了精美的图片,做到了图文并茂;有的分册还提供了视频,读者扫描书中的二维码,就可以更加直观地了解书中讲解的信息。

希望本系列丛书能够帮助遭受上述疾病痛苦折磨的患者,正确理解和认识自身的疾病,并通过科学的治疗,早日获得康复。但由于编者们个人知识的局限和编写时间的仓促,疏漏在所难免,不足之处还请读者指正。

编者

2017 年 6 月

目　录

Q1 什么是骨质疏松症?

1.数字解读骨质疏松症

(1)40%对14%

女性一生发生骨质疏松性骨折的危险性高达40%,而男性一生发生骨质疏松性骨折的危险性则为14%。患者发生髋部骨折后1年之内,死于各种并发症者达20%,而存活者中约50%致残,生活不能自理,生命质量明显下降。见图1。

(2)1%~3%

从女性绝经过渡期开始,每年平均骨量丢失率为1%~3%,骨量丢失高者甚至可达5%,持续5~10年。

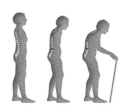

图1

(3)10亿

维生素D是人体不可缺少的一种维生素,它能增加肠道对钙的吸收,对维持骨骼健康非常重要。但成人，尤其是中老年人，维生素 D 缺乏严重。预计全球有 10 亿人维生素 D 缺乏或者不足。

（4）6900 万

按照 2006 年的统计数据估算，我国 50 岁以上的人群中骨质疏松症患者约 6944 万，约 2.1 亿人存在骨量降低。一般来讲，男性 45 岁以后，女性 35 岁以后，骨钙就开始流失；随着年龄的增加，流失的速度逐渐加快，到 60 岁左右大约有 50% 的骨钙流失掉，75 岁以上的女性，骨质疏松症的发病率可达 90% 以上。

2.骨质疏松症的概述

什么是骨质疏松症？1994 年，世界卫生组织对骨质疏松症的定义是：骨质疏松症是一种以骨量减少、骨组织微结构破坏、骨骼脆性增加和易发生骨折的全身性疾病。骨质疏松症（osteoporosis）是一种系统性骨病，其特征是骨量下降和骨的微细结构破坏，表现为骨的脆性增加，因而骨折的危险性大为增加，即使是轻微的创伤或者在无外伤的情况下也容易发生骨折。骨质疏松症是一种多因素所致的慢性疾病。在骨折发生之前，通常无特殊临床表现。该病的女性患者多于男性，常见于绝经后的女性和老年人。随着我国老年人口的增加,骨质疏松症发病率处于上升趋势，在我国乃至全球都是一个值得关注的健康问题。见图2。

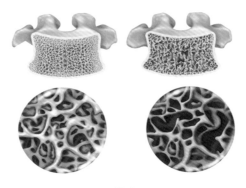

图 2

3.老年人骨质疏松的根本原因

新骨生成的作用明显减弱,即破骨细胞的能力明显强于成骨细胞,因此,抑制破骨细胞作用对老年人防治骨质疏松是非常重要的。这就好像盖房子,如果拆房子比盖房子快,房子就会越盖越矮。老年人单纯补钙作用不大。见图3和图4。

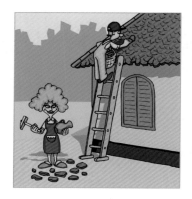

老兄,我已经运了那么多砖给你,怎么房子还越来越矮呀?

唉,没办法,他拆得比我盖得更快呀!

图3

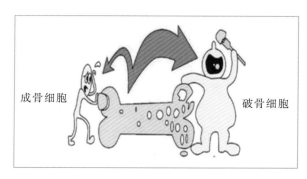

成骨细胞　　　　　　　　破骨细胞

图4

Q2 骨质疏松是怎么引起的？

1.内分泌因素

女性患者由于雌激素缺乏造成骨质疏松，男性则为性功能减退所致睾酮水平下降引起的。骨质疏松症在绝经后女性特别多见，卵巢早衰则使骨质疏松提前出现，提示雌激素减少是发生骨质疏松的重要因素。绝经后 5 年内会有一个突然显著的骨量丢失加速阶段，每年骨量丢失 2%～5% 是常见的，20%～30% 的绝经早期女性骨量丢失每年大于 3%，称为快速骨量丢失者，而 70%～80% 女性骨量丢失每年小于 3%，称为正常骨量丢失者。瘦型女性较胖型女性更容易出现骨质疏松症，并易骨折，这是后者脂肪组织中雄激素转换为雌激素的结果。与年龄相仿的正常女性相比，骨质疏松症患者血清雌激素水平未见有明显差异，说明雌激素减少并非是引起骨质疏松的唯一因素。

2.遗传因素

骨质疏松症以白种人，尤其是北欧人种多见，其次为亚洲人,而黑人少见。骨密度为诊断骨质疏松症的重要指标。骨密度值主要决定于遗传因素,其次受环境因素的影响。有报道称,青年双卵孪生子之间的骨密度差异是单卵孪生子之间差异的4倍;而在成年双卵孪生子之间骨密度差异是单卵孪生子的19倍。近期研究指出,骨密度与维生素D受体基因型的多态性密切相关。据1994年Morrison等报道,维生素D受体基因型可以预测骨密度的不同,可占整个遗传影响的75%。此项研究结果初步显示,在各人种和各国家间存在很大的差异,最终结果仍有待于进一步深入研究。其他因素,如胶原基因和雌激素受体基因等与骨质疏松的关系的研究也有报道,但目前尚无肯定结论。

3.营养因素

已经发现青少年时期钙的摄入与成年时期的骨量峰值直接相关,钙的缺乏导致PTH分泌和骨吸收增加,低钙饮食者易发生骨质疏松,维生素D的缺乏导致骨基质的矿化受损,可出现骨质软化症,长期蛋白质缺乏使成骨机制蛋白合成不足,导致新骨生成落后,如同时有钙缺乏,骨质疏松则会加快出现。维生素C在骨基质羟脯氨酸合成中是不可缺少的,能保持骨基质的正常生长和维持骨细胞产生足量的碱性磷酸酶,如缺乏维生素 C,则可使骨基质合成减少。

4.失用因素

肌肉会对骨组织产生机械力的影响,肌肉发达骨骼强壮,则骨密度值高。由于老年人活动减少,使肌肉强度减弱,机械刺激少,骨量减少;同时,肌肉强度的减弱和协调障碍使老年人较易摔跤,伴有骨量减少时,则易发生骨折。老年人患有脑卒中等疾病后长期卧床不活动, 因失用因素导致骨量丢失,就容易出现骨质疏松。

5.药物及疾病

抗惊厥药,如苯妥英钠、苯巴比妥以及卡马西平,会引起治疗相关的维生素 D 缺乏,以及肠道钙的吸收障碍,并且会继发甲状旁腺功能亢进。过度使用包括铝制剂在内的制酸剂,能抑制磷酸盐的吸收以及导致骨矿物质的分解。糖皮质激素能直接抑制骨形成,降低肠道对钙的吸收,增加肾脏对钙的排泄,继发甲状旁腺功能障碍,影响性激素的产生。长期使用肝素会出现骨质疏松,具体机制未明。化疗药(如环孢素 A)已证明能增加啮齿类动物的骨更新。

6.其他因素

酗酒对骨质有直接毒性作用。吸烟能增加肝脏对雌激素的代谢并对骨质有直接作用,另外还能造成体重下降并导致提前绝经。长期的大强度运动可导致特发性骨质疏松症。见图 5 和图 6。

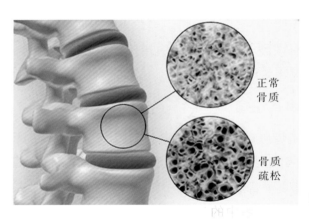

正常骨质

骨质疏松

图 5

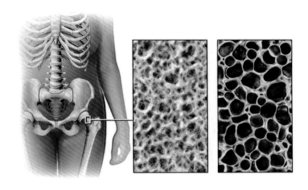

图 6

Q3 骨质疏松的症状有哪些？

　　常见症状：疼痛、身长缩短、驼背、骨折。

1.疼痛

　　原发性骨质疏松症最常见的症状，以腰背痛多见，占疼痛患者中的 70％～80％。疼痛沿脊柱向两侧扩散，仰卧或坐位时疼痛减轻，直立时后伸或久立、久坐时疼痛加剧，弯腰、咳嗽、大便用力时加重。一般骨量丢失 12％以上时，即可出现骨痛。老年人患骨质疏松症时，椎体压缩变形，脊柱前屈，肌肉疲劳甚至痉挛,产生疼痛。近期胸腰椎压缩性骨折,亦可产生急性疼痛,相应部位的脊柱棘突可有强烈压痛及叩击痛。若压迫相应的脊神经,则可产生四肢放射痛、双下肢感觉运动障碍、肋间神经痛,胸骨后疼痛类似心绞痛。若压迫脊髓、马尾神经,还会影响膀胱、直肠功能。

2.身长缩短、驼背

其多在疼痛后出现。脊椎椎体前部负重量大,尤其是第 11、12 胸椎及第 3 腰椎,负荷量更大,容易压缩变形,使脊椎前倾,形成驼背。随着年龄增长,骨质疏松加重,驼背曲度加大。老年人骨质疏松时椎体受压缩,椎体每缩短 2 毫米左右,身长平均缩短 3~6 厘米。

3.骨折

骨折是退行性骨质疏松症最常见和最严重的并发症。胸腰椎压缩性骨折,脊椎后弯,胸廓畸形,可使肺活量和最大换气量显著减少,患者往往可出现胸闷、气短、呼吸困难等症状。

Q4 为何说骨折是骨质疏松的最大危害？

　　骨质疏松症最为严重的后果是骨折,骨折也是老年性骨质疏松症最常见和最严重的并发症。骨质疏松症骨折多发生在扭转身体、持物、开窗等室内日常活动中,即使没有明显较大的外力作用,便可发生骨折。骨折发生部位为胸、腰椎椎体、桡骨远端及股骨上端。脊柱骨折会造成背部疼痛、身高变矮、驼背,胸、腰椎压缩性骨折,脊椎后弯,胸廓畸形,可使肺活量和最大换气量显著减少,患者往往可出现胸闷、气短、呼吸困难等症状。腕部和踝部骨折会因为疼痛而影响活动能力;髋部骨折多数需要住院治疗,50%患者需要全天生活护理,20%患者在家中需要他人照顾。一旦发生髋骨骨折,1年内15%~20%的患者会因为各种并发症(如静脉血栓栓塞、感染)最终死亡,存活的患者中有50%致残,行动不便,严重影响生活质量。不但如此,骨折的住院及医疗保健费用等经济负担也比较大。同时,骨质疏松症的患者多为老年人,由于老年人行动不便,经常需要他人的照顾。此外,骨质疏松症还可加重高血压病、动脉硬化、糖尿病等疾病的程度,这也将严重影响患者的生活质量(图7,图8和图9)。

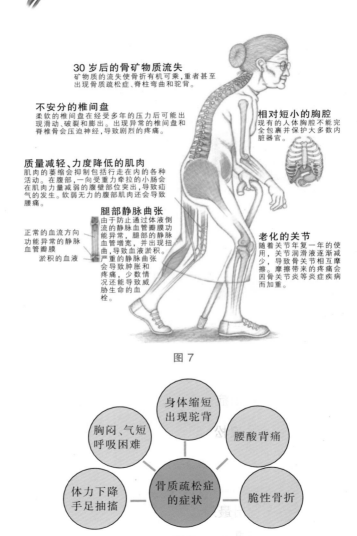

30 岁后的骨矿物质流失
矿物质的流失使骨折有机可乘，重者甚至出现骨质疏松症、脊柱弯曲和驼背。

不安分的椎间盘
柔软的椎间盘在经受多年的压力后可能出现滑动、破裂和膨出。出现异常的椎间盘和脊椎骨会压迫神经，导致剧烈的疼痛。

相对短小的胸腔
现有的人体胸腔不能完全包裹并保护大多数内脏器官。

质量减轻、力度降低的肌肉
肌肉的萎缩会抑制包括行走在内的各种活动。在腹部，一向受重力牵拉的小肠会在肌肉力量减弱的腹壁部位突出，导致疝气的发生。软弱无力的腹部肌肉还会导致腰痛。

腿部静脉曲张
由于防止通过液体倒流的静脉血管瓣膜功能异常，腿部的静脉血管增宽，并出现扭曲，导致血液淤积。严重的静脉曲张会导致肿胀和疼痛，少数情况还能导致威胁生命的血栓。

正常的血流方向
功能异常的静脉血管瓣膜
淤积的血液

老化的关节
随着关节年复一年的使用，关节润滑液逐渐减少，导致骨关节相互摩擦。摩擦带来的疼痛会因骨关节炎等炎症疾病而加重。

图 7

身体缩短出现驼背

胸闷、气短呼吸困难

腰酸背痛

体力下降手足抽搐

骨质疏松症的症状

脆性骨折

图 8

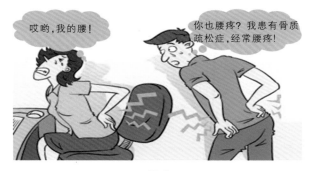

哎哟，我的腰！

你也腰疼？我患有骨质疏松症，经常腰疼！

图9

Q5 骨质疏松症的检查项目有哪些？

众所周知，骨质疏松症是全身骨量减少及骨组织结构的改变。一般情况下，骨质疏松症早期及中期没有不适症状，目前应对骨质疏松症最有效的方法是早期预防。骨质疏松症离你有多远，不妨做个测试吧？

1.亚洲人骨质疏松自我筛查工具(OSTA)

此工具基于亚洲8个国家和地区绝经后妇女的研究，收集多项骨质疏松危险因素并进行骨密度测定，从中筛选出最好体现风险的2项简易筛查指标，即年龄和体重。

OSTA 指数计算方法是：

(体重 – 年龄) × 0.2

结果评定如下：

风险级别 OSTA 指数

低风险 >–1

中风险 –4~–1

高风险 <–4

也可以通过以下图表根据年龄和体重进行快速评估(图10)。

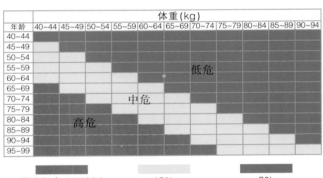

图 10

2.检查项目

（1）实验室检查

· 血清钙、磷和碱性磷酸酶。在原发性骨质疏松症中，血清钙、磷以及碱性磷酸酶水平通常是正常的，骨折后数月碱性磷酸酶水平可增高。

· 血清甲状旁腺激素。应检查甲状旁腺功能，以排除继发性骨质疏松症。原发性骨质疏松症患者血清甲状旁腺激素水平可正常或升高。

· 骨更新的标志物。骨质疏松症患者部分血清学生化指标可以反应骨转换（包括骨形成和骨吸收）状态。这些生化测量指标包括：骨特异性碱性磷酸酶（反应骨形成）、抗酒石酸酸性磷酸酶（反应骨吸收）、骨钙素（反应骨形成）、I 型原胶原肽（反应骨形成）、尿吡啶啉和脱氧吡啶啉（反应骨吸收）、I 型胶原的 N-C- 末端交联肽（反应骨吸收）。

· 晨尿钙/肌酐比值。正常比值为 0.13 ± 0.01，尿钙排量过多则比值增高，提示有骨吸收率增加的可能。

（2）辅助检查（骨影像学检查和骨密度）

· 摄取病变部位的 X 线片。X 线片可以发现骨折以及其他病变，如骨关节炎、椎间盘疾病以及脊椎前移。骨质减少(低骨密度)在X线片上可见骨透亮度增加,骨小梁减少及其间隙增宽,横行骨小梁消失,骨结构模糊,但通常需在骨量下降30%以上才能观察到。大体上可见椎体双凹变形,椎体前缘塌陷呈楔形变,亦称压缩性骨折,常见于第11、12胸椎和第1、2腰椎。

●骨密度检测。骨密度检测是骨折的预测指标。测量任何部位的骨密度,可以用来评估总体的骨折发生危险度;测量特定部位的骨密度可以预测局部的骨折发生的危险性。

Q6 如何测量骨密度?

当怀疑患上骨质疏松症时,需要及时到医院或专业机构进行检查。骨质疏松症的诊断通常需要进行骨密度、X线、骨转换生化学检查。其中最常规的检查就是骨密度的测定,而双能X线吸收测定和足跟定量超声测定都是很常见的检测方法。

1.双能X线吸收测定有危害吗

双能X线吸收测定(DXA)是最准确的方法,也是世界卫生组织（WHO）推荐的测量骨密度的"金标准"。双能 X 线吸收测定比较快速、可靠，是一种可以测定全身任何部位的骨量的方法，而且辐射量小，对人体的危害比较小。比如针对身体某一部位进行双能 X 线吸收测定时，其对人体的放射剂量，相当于胸部 X 线的 1/30，定量 CT 的 1%。

2.什么是足跟定量超声测定

足跟定量超声测定是一种对足跟进行超声监测就能测定骨密度的方法。它是通过超声骨强度测量仪来进行的，可以较准确地预测髋部骨折危险。足跟定量超声检测是一种安全、无辐射的检测模式，能对骨骼状况进行定量评估，而且操作简单方便。

3.哪些人需要做骨密度检查

• 女性 65 岁以上和男性 70 岁以上，无论是否有其他危险因素。

• 女性 65 岁以下和男性 70 岁以下，有一个或多个骨质疏松危险因素。

• 有脆性骨折史和（或）脆性骨折家族史的男、女成年人。

（18）

- 各种原因引起的性激素水平低下的男、女成年人。
- X 线摄片已有骨质疏松改变者。
- 接受骨质疏松症治疗，进行疗效监测者。
- 有影响骨代谢疾病或使用影响骨代谢药物史。
- IOF 一分钟测试结果阳性者。
- OSTA 结果≤−1 的人群。

Q7 骨质疏松如何鉴别诊断？

1.骨软化症

临床上常有胃肠吸收不良、脂肪痢、胃大部切除病史或肾病病史。早期骨骼 X 线常不易和骨质疏松相区别。但如出现假骨折线（Looser 带）或骨骼变形，则多属骨软化症。生化改变较骨质疏松明显。

（1）维生素 D 缺乏所致骨软化症则常有血钙、血磷低下，血碱性磷酸酶增高，尿钙、磷减少。

（2）肾性骨病变多见于肾小管病变，如同时有肾小球病变，血清磷可正常或偏高。由于血清钙过低、血清磷过高，患者均有继发性甲状旁腺功能亢进症。

2.骨髓瘤

典型患者的骨骼 X 线表现常有边缘清晰的脱钙,需和骨质疏松相区别。患者血清碱性磷酸酶均正常,血清钙、磷变化不定,但常有血浆球蛋白(免疫球蛋白 M)增高及尿中出现本－周蛋白。

3.遗传性成骨不全症

可能由于成骨细胞产生的骨基质较少,其症状如同骨质疏松。血及尿中钙、磷及碱性磷酸酶均正常,患者常伴有其他先天性缺陷,如耳聋。

4.转移癌性骨病变

临床上有原发性癌症表现,血及尿钙常增高,伴有尿路结石。X 线可见骨质有侵犯。

Q8 骨质疏松如何预防？

1.增加钙的摄入

骨骼健康的基本补充剂:

• 钙剂:我国老年人平均每日从饮食中获钙约

400 毫克，平均每日应补充的元素钙量为 500 ～ 600 毫克。钙摄入可以减缓骨量的丢失，改善骨矿化。在治疗骨质疏松症时，应与其他药物联合使用。需要注意的是，单纯补钙不能替代其他抗骨质疏松药物治疗。

● 维生素 D：有利于钙在胃肠道的吸收。维生素 D 缺乏可导致继发性甲状旁腺功能亢进，增加骨的吸收，从而引起或加重骨质疏松。老年人推荐补充剂量为每天 400 ～ 800 IU（10 ～ 20 微克）。补充维生素 D 还能增加老年人肌肉力量和平衡能力，因此降低了跌倒的危险，进而降低骨折风险。活性维生素 D_3 是骨骼健康不可缺少的物质，它具有促进肠道对钙的吸收、增加骨钙的沉积；刺激成骨细胞促进骨形成；提高肌肉力量，增加神经肌肉协调性等作用。

研究资料表明，在长期的低钙饮食人群中，老年期罹患骨质疏松的危险可达 79% 以上，而长期摄入富钙饮食的人群，其中只有 1/4 罹患骨质疏松。因此，钙质最好还是由食物中获得，即使已经确定患有骨质疏松，医生也会指导患者从改善饮食入手，并适当口服钙剂。每一个人（特别是中老年人）要十分注意通过食物补钙。牛奶、骨头汤、海产品和绿叶蔬菜中含有较为丰富、可供人体吸收的钙离子，多吃这些食物有利于增加钙的摄入。目前医学营养学家特别推荐牛奶，中老年人每日坚持喝牛奶500毫升，可大大降低骨质疏松的发生率。

2.充足的蛋白质摄入

医学营养学家指出，蛋白质是人体组织细胞的基本单位，对骨基质的维护极为重要；如果长期低蛋白饮食就会引起骨基质中的蛋白质合成不足，导致骨密度下降，诱发骨质疏松。所以，医学营养学家指出，中老年人要保证满足机体的蛋白质营养需要，摄入充足的食物蛋白。鸡蛋、瘦肉、牛奶、豆类和鱼虾都为高蛋白食物，应当合理搭配，保证供给。见图11。

图 11

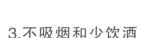

3.不吸烟和少饮酒

　　研究表明，乙醇和烟草中的有害物质及其毒素可致成骨细胞中毒、破坏，使得骨量降低而诱发骨质疏松。有关调查发现，在罹患脊柱骨质疏松的男性患者中，近80％有长期大量吸烟和酗酒的经历。由此可见，人们要尽量做到不吸烟、少饮酒，至少做到不大量吸烟、不酗酒。特别是到了中年之后，尽量戒烟和忌酒，即使喝酒也只是少量喝些低度酒，如啤酒、葡萄酒和黄酒，且严格控制饮酒量和次数。见图12。

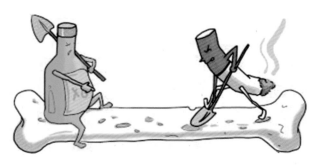

图 12

4.积极参加适宜的运动锻炼

　　坚持运动锻炼可增强骨质的强度和骨量。而

长期缺乏锻炼的人到了老年骨量的减少会相当迅速，发生严重骨质疏松甚至自发性骨折的危险远远大于经常运动锻炼的人。因此，大家从青少年时期就要养成爱好运动的习惯，到了老年仍然要根据身体状况安排适宜的运动锻炼项目，每周不少于 3 天，这样有助于预防骨质疏松，降低严重骨质疏松症的发生。

Q9 日常生活中防治骨质疏松的方法有哪些？

1.运动

在成年人中，多种类型的运动有助于骨量的维持。绝经期女性每周坚持 3 小时的运动，总体钙量会增加。但是运动过度导致闭经者，骨量丢失反而加快。运动还能提高灵敏度以及平衡能力，因此鼓励骨质疏松症患者尽可能多运动。

2.营养

合理的营养对于预防骨质疏松症具有重要意义，包括足量的钙、维生素 D、维生素 C 以及蛋白质。从儿童时期开始，日常饮食就应有足够的钙摄入。钙会影响骨峰值的获得。欧美学者们推荐的钙摄入量：成人每天为 800～1000 毫克，绝经后女性每天为 1000～1500 毫克，65 岁以后男性以及其他具有骨质疏松症危险因素的患者，推荐的钙摄入量为每天 1500 毫克。维生素 D 的摄入量为每天 400~800IU。

3.预防跌倒

应尽量减少骨质疏松症患者跌倒概率，以减少髋骨骨折以及桡骨远端骨折。跌倒是我国伤害死亡的第四位原因，而 65 岁以上的老人中则为首位。估算每年有 4000 多万老人至少发生一次跌倒 。因此，预防跌倒，减少骨折发生是骨质疏松症患者治疗的重要任务。老年人跌倒的发生并不是一种意外，而是存在潜在的危险因素。老年人跌倒是可以预防和控制的。研究表明，缺乏维生素 D 与肌肉力量下降与跌倒直接相关，因此对于有跌倒危险的人应该补充维生素 D。同时，活性维生素 D_3（如骨化三醇）预防跌倒效果要比普通维生素 D 更好，特别对于老年人，使用骨化三醇可预防跌倒。

• 骨化三醇增强肌肉力量和神经肌肉协调性，

降低跌倒风险。

● 活性维生素 D_3 可有效地预防老年人跌倒。

● 假如您最近曾经摔倒，您应该和医护人员讨论是否需要接受全面的检查，包括检查视力、平衡感、行走能力、肌肉力量、心脏功能以及血压等。

Q 10 如何预防跌倒？

骨质疏松症患者比普通人更容易骨折。跌倒可造成严重的骨折，例如髋骨骨折。一旦发生骨折，不但严重影响患者的生活质量，而且可能影响患者的寿命。因此，在生活中，患者应该注意各个细节，预防跌倒，加强运动，防止骨折的发生。

预防跌倒的八个注意事项：

1.强健骨骼

通过运动可改善身体平衡，增强肌肉力量。骨骼是一种有生命力的器官组织，保持身体健康，骨骼也会更加强健。太极拳、步行、慢跑、游泳、爬山、骑车、上台阶、室内或庭院内活动都是有益身心和强健骨骼的运动。

2.了解自身疾病

定期体检。某些疾病会影响体力和身体器官功能,增加跌倒的概率。比如关节炎会使人步行困难,步态不稳而容易跌倒。视力问题也会直接引起跌倒。老年人骨关节和肌肉都会出现退化,反应能力和平衡能力都出现减退。我们需要了解自身的健康和疾病状况,定期体检有助于增加对自己身体的了解,在疾病尚未造成更大危害前及早应对。

3.穿着合适的鞋子

对于骨质疏松症患者,在购买鞋子的时候,不应只考虑款式,买一双不合适的鞋子会大大增加跌倒的风险。在家里只穿袜子或拖鞋,也很容易跌倒。出外散步时,要走平地。下雨或下雪的时候,要格外小心,走草地更好一些。如果患有关节炎或其他疾病,走路困难,一定要使用医生推荐的辅助工具,比如手杖。

4.保持居室明亮

随着年龄的增长,视力可能会下降,所以保持家居环境明亮就尤为重要了。

5.检查家居环境的安全性

如果大部分时间都待在家里，一个重要的预防措施是使家居环境更加安全。但很多人都忽略了这一点。

6.服药可引起跌倒

老年人大多需要服用药物治疗某些慢性疾病，需要注意的是，应检查所有服用的药物是否会增加跌倒的风险。

安眠药：引起头晕。

止痛药：意识不清。

降糖药：低血糖（用药过量）。

感冒药或嗜睡静药：头晕，意识不清。

7.日常生活防止跌倒

日常生活中，患有骨质疏松的老年人要特别注意：站立时，利用家具来支撑身体；穿底部防滑、弹性良好的鞋子，以增加保护作用。一旦发生跌倒，在被扶起前要先自行活动一下四肢，如果感到活动困难，疼痛剧烈，要及时请求援助，绝对不要勉强辅以外力进行活动，否则会使损伤更为严重。

8.补充维生素 D

维生素 D 制剂可提高肌肉的力量，改善身体的平衡功能，是目前唯一被证实可以有效减少跌倒的药物治疗措施。老年人因为肝肾功能下降，维生素 D 在体内的活化作用减弱，因此直接补充活性维生素 D_3 是老年人的最佳选择。

Q 11　骨质疏松症患者在生活细节上该注意什么？

1.室内安全攻略

● 保持所有的房间内(特别是地板上)无零乱的杂物，堆积的衣物和报纸等都要清除掉。

● 房间的地面要平，家具要简单并靠墙摆放，物品不要放在骨质疏松症患者经常进出的地方。

● 晚上睡觉时，留一盏小灯，以免半夜起床在黑暗中摸索摔倒。

● 不要使家具摆设过挤，留一些活动空间。

● 不要轻易改变家具的位置，以免引起跌倒。

● 避免在走道上铺设电线及电话线。

- 在洗手间和浴室地板上铺上防滑垫。
- 在浴缸、淋浴间及马桶附近的浴室墙壁上安装扶手杆。

2.室外安全攻略

- 在天气不好时，可考虑使用手杖或助行器，以增加身体的稳定性。
- 冬天穿暖和的橡胶底靴子，以增加吸附力。
- 注意公共建筑物的地面。很多地面是用很光滑的大理石或瓷砖铺设的，如果建筑物内的地面铺有塑料毯或地毯，尽量在塑料毯或地毯上行走。
- 雨天地面积水时，不宜外出。
- 外出使用双肩背包、腰包或挎包，腾出双手。
- 踏上人行道路边或者走下路边前，先停下，看看路边相对地面的高度，然后再走。

3.生活细节安全攻略

- 不要弯腰驼背，以免增加骨骼负担。
- 不要经常采取跪坐的姿势。
- 避免从事太激烈、负重力太大的运动。
- 避免弯腰捡东西。
- 不要单腿站立穿裤子，以免发生意外。

● 穿支撑效果好的低跟鞋,即使是在家中也如此。在室内走动,不宜只是穿着袜子或长丝袜,而不穿鞋子,也不宜穿宽松的拖鞋在室内走动。

● 上下楼必须手扶栏杆,踩稳楼梯。

● 进入房间时,注意地面高度的不同及门坎。

● 淋浴时无法站稳,可在淋浴间内放一张带靠背的塑料椅(椅脚应有防滑设计)。

● 床不宜高,夜间起身时必须开灯,先在床上坐一会儿再下地,起床过猛有可能造成血压升高,发生暂时性晕厥甚至脑血管破裂。

● 睡前最好在床边放置小便器,避免夜间上卫生间。见图 13。

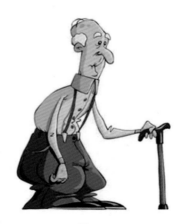

图 13

Q 12 饮食应注意哪些食物对骨质疏松患者有益?

对于骨质疏松现象，日常的调治工作是很重要的,因此患者在治疗的同时,也要注意做好日常的一些护理工作,如在饮食上,就要多吃一些有利于骨骼健康的食物。那么骨质疏松患者吃什么食物有益呢?可以选择下面的食物或是食疗来调治。

1.海米

它营养很丰富，不仅含有蛋白质,微量元素含量也很丰富。如其中钙质含量就很高,所以对于骨质疏松患者来说,常吃海米有一定的辅助治疗效果。

2.油菜

油菜含营养素很高,尤其是钙元素及铁元素更是丰富,所以骨质疏松者可每天吃一些油菜,可起到强健骨骼及清血降压的效果。

3.黑芝麻

补钙效果很不错，对于一些中老年人来说,常吃不仅可预防骨质疏松，而且还有养生的作用，因此骨质疏松者食用也很有益处。

4.牛奶

牛奶含优质蛋白，同时还含有优质乳酸，可以促进身体对于钙质的吸收。因此牛奶是人体天然钙质的来源。另外，还有奶酪以及酸奶等，这些对于骨质疏松的防治都有作用。

5.黄豆

其是一种高蛋白食物，含钙量也很高，所以骨质疏松者可多吃黄豆或是一些豆制品，如豆腐。

6.食疗

如当归羊肉汤、猪血瘦肉豆腐汤、黄豆核桃鸡、黄豆猪骨汤等，这些食疗方对于骨质疏松同样有防治的作用。

上面这些食物或是食疗对于骨质疏松都有一定的辅助治疗效果，骨质疏松者在平日的饮食当中可以多吃这些食物，以更好地防治骨质疏松，避免带来更大的危害，同时患者在生活中也要注意做好护理工作，尤其是要避免跌倒，以防发生骨折。

7.宜吃食物的特性

①宜吃高蛋白有营养的食物;②宜吃维生素和矿物质含量丰富的食物;③宜吃高热量易消化的食物。

宜吃食物列表	宜吃理由	食用建议
鸡蛋	属于富含蛋白质的食物,对身体大有裨益, 可以补充优质蛋白, 是价廉物美的营养食品	每日一到两个即可, 可以煮食或者与其他蔬菜炒食, 还可以煲汤
苹果	丰富的维生素含量使其深受大家青睐,富含锌元素和硒元素,堪称最大众化的水果	每日食用, 最好在两餐之间, 最好不要削皮,洗净即可
精肉	富含优质蛋白和人体必需的维生素,属于高热量食物	每日食用,炒食、煮食均可,切忌过多食用

8.忌吃食物的特性

①忌吃油腻难消化的食物;②忌吃油炸、熏制、烧烤、生冷、刺激的食物;③忌吃高盐高脂肪的食物。

忌吃食物列表	忌吃理由	其他建议
肥肉	属于特别油腻的食物,而且加工此种食物的油都属于质量比较差的油,对人体极为有害	建议适当的少食用一些

(待续)

（续表）

忌吃食物列表	忌吃理由	其他建议
麻椒	具有辛辣刺激性，可造成血管黏膜的通透性增加，从而增加本病感染细菌的风险	宜吃无辛辣刺激性的调味品
酱菜	盐分的含量比较大，可造成水盐潴留而增加体湿，可造成炎症反应的加重，局部的渗出增加	宜吃新鲜的蔬菜

Q 13 骨质疏松症的高危人群有哪些？

骨质疏松症是一种危害很大的骨科疾病，可由多种原因引起。如果骨质疏松症没有及时治疗控制，可给患者带来很大的危害，尤其是不慎跌倒或是磕碰，可致骨折发生，因此对于骨质疏松症的一些高危人群，要注意做好预防工作。下面来看看骨质疏松症的高危人群有哪些，以及如何预防。

1.天生偏瘦或骨架较小者

对于一些骨架较小的人，可更早的出现骨质疏松,建议这类人平时多吃奶制品等富钙食物,并适当进行跑步和跳跃等冲击力较大的运动。40 岁以后要注意增加钙、镁和维生素 D 的补充,多做力量训练,预防骨质流失。

2.吸烟者

研究表明,吸烟可以降低骨质密度,所以吸烟者发生骨质疏松的概率更高,建议戒烟,越早戒烟越好。

3.饮酒者

乙醇会对骨骼造成伤害,容易导致骨骼变脆,还可引起骨骼中钙、镁等矿物质流失。饮酒量越大,患骨质疏松的概率就越高。为了骨骼健康,建议要戒酒或是尽量少喝酒。可用茶或温牛奶加蜂蜜来代替酒。

4.因乳糖不耐受而不喝牛奶者

牛奶可壮骨,含钙丰富,所以常饮用牛奶可补充维生素 D 及钙、镁等矿物质有助于增强骨质,防止骨质疏松。建议适当食用其他含钙饮食。

5.出现饮食紊乱症者

厌食症或暴食症都要及时治疗,以恢复正常的饮食,保证骨骼的健康。

6.女性月经紊乱或是闭经早者

其也易发生骨质疏松,因此建议女性发现月经紊乱应及时就医。

7.家族中有骨质疏松者

骨质疏松有一定的家族遗传性,如果家族中的一二级亲属中有患骨质疏松症的,那么这些人发生骨质疏松的概率也较大。

8.长期服用某些药物者

有些药物可以扰乱激素水平,从而导致骨骼中钙、维生素 D 等流失,如肾上腺皮质素类药物;另外还有疾病因素, 如红斑狼疮或类风湿关节炎,患骨质疏松的概率也大。

9.近两年出现一次以上的骨折或是出现异常严重的骨折者

其也有可能出现骨质疏松。

上面就是一些骨质疏松症的高危人群, 了解了上述内容, 如果发现自己有其中的一些高危因素,属于骨质疏松症高危人群之内,建议要注意做好防护工作，同时注意检测骨密度，一旦发现异常，就要及时进行防治，以避免骨质疏松造成更大的危害。

Q 14　如何对症治疗骨质疏松症？

骨质疏松症需要早发现、早治疗。在骨质疏松症的治疗上，不仅需要增加骨密度，还需要采取提高肌肉力量、控制合理体重、改善骨关节功能等措施。

1.防治骨质疏松症的 3 项基本原则

首先是对症处理。根据骨质疏松症的疼痛、驼背、骨折等表现，有针对性地采取处理措施。比如，疼痛可采取药物、物理、外科等不同的治疗、预防及康复治疗。

其次是延缓骨量丢失或增加骨量。在骨质疏松症的防治过程中，特别强调年龄问题，尤其是女性。女性 35 岁前为骨量增长期，50 岁后进入快速丢失期，所以要在骨量增长年龄段尽量使骨峰

值加大,在骨量丢失开始时,就要尽量延缓骨量
丢失。

最后是预防骨折发生。骨折是骨质疏松症最严
重的后果,增加肌肉力量,减少跌倒,预防骨折是骨
质疏松症治疗的重要任务。

2.骨质疏松症要标本兼治

需要强调的是,骨质疏松症是可以有效治疗
的,而骨质疏松症的标本兼治是指"对症治疗""对
病因治疗"。针对病因治疗,首先要做的就是去除病
因,一定要全力找出致病原因及因素,然后有针对
性地采取治疗措施。对症治疗,主要是减轻骨质疏
松引起的疼痛和不适。

同为骨质疏松症,不同类型的骨质疏松症治疗
特点也不完全相同。

（1）绝经后骨质疏松症

绝经后骨质疏松症,特别是绝经早期伴更年期
症状的女性,最有效的治疗是补充激素疗法,同时
可补充活性维生素 D_3。

（2）老年性骨质疏松症

老年性骨质疏松症的主要病因是活性维生素
D_3 代谢物缺乏、维生素 D 抵抗,伴代偿性甲状旁腺

激素分泌增加。所以,对于老年性骨质疏松症必须补充骨化三醇等活性维生素 D_3 类药物。需要注意的是,骨量显著下降同时有明显骨痛或骨关节炎的老年人,在补充活性维生素 D_3 的同时,还可补充降钙素、双磷酸盐等类型的药物。

(3)男性骨质疏松症

如果男性是因为睾酮水平下降引起的骨质疏松症,可适当补充雄激素。但一般情况下男性骨质疏松症的治疗主要以补充活性维生素 D_3、双磷酸盐或降钙素为宜。

(4)骨质疏松伴骨性关节炎

骨质疏松伴骨性关节炎的情况,在老年人群中较为常见。因此,在治疗上以活性维生素 D_3、降钙素和双磷酸盐为主,这样不仅可治疗骨质疏松,对软骨损伤修复也有良好的促进作用。

(5)缓解骨质疏松骨痛

骨痛是骨质疏松症后期的主要临床表现,以缓解骨痛为目的治疗骨质疏松症时应选降钙素、双磷酸盐。但降钙素、双磷酸盐都不是止痛剂,缓解疼痛的作用也较缓慢。必要时,可咨询医生,适当配合其他止痛药来改善生活质量。

3.治疗骨质疏松需要提高肌肉力量

肌肉力量下降是骨质疏松发生骨折的重要原因。通常需要补充活性维生素 D_3 来增强肌肉力量、提高神经肌肉协调性，这也是活性维生素 D_3 治疗骨质疏松的优势和特点。预防骨质疏松性骨折，治疗骨质疏松症的最终目的就是避免骨折。预防骨质疏松性骨折，可选择活性维生素 D_3、新型双磷酸盐（例如阿仑磷酸钠、利塞磷酸钠）和降钙素等，在改善骨质的同时，降低骨折的发生率。

4.继发性骨质疏松

继发性骨质疏松，也就是因其他疾病导致的骨质疏松，针对这类因疾病导致骨质疏松的情况，最根本的治疗还是针对原发病治疗，同时注意补充活性维生素 D_3、双磷酸盐、降钙素等。

在防治骨质疏松用药选择上，我们经常看到"活性维生素 D_3"，它对于骨骼又起了什么作用呢？

活性维生素 D_3 的 4 个功能：

●促进小肠和肾小管对钙的吸收，使血钙保持在正常生理范围内，维持身体的钙平衡。

●调节神经和肌肉的功能。

● 促进骨的形成和矿化,抑制骨吸收,维持骨的健康。

● 增强免疫机制等。

维生素 D 转化成活性维生素 D_3 才有意义。普通维生素 D 没有生物活性,需经肝、肾羟化激活,只有在体内转化成骨化三醇才能发挥作用,也就是说,普通的维生素 D 需要转化为生物活性代谢物才有生物活性功能。

5.老年人需应用活性维生素 D_3

维生素 D 缺乏是全球性的问题,尤其是老年人维生素 D 缺乏更严重。因此,补充活性维生素 D_3 对防治骨质疏松症至关重要,特别是老年人更需补充活性维生素 D_3,这主要是因为老年人肝、肾功能往往比年轻人弱,而补充活性维生素 D_3 不需要经肝、肾羟化激活,能直接发挥作用,所以老年人更适宜选用活性维生素 D_3。

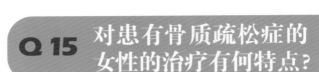

Q 15 对患有骨质疏松症的女性的治疗有何特点?

1.补充钙质

针对钙流失的情况,要及时补充钙质,特别是35岁以上的女性,由于钙质开始流失,更要及时注意补钙。

2.补充活性维生素 D_3

除了饮食中能补充普通维生素 D 外,皮肤接受阳光照射,也能合成维生素 D,因此多晒太阳也是必需的。补充活性维生素 D_3 对出现骨质疏松的女性也是一个不错的选择。

3.补充雌激素

绝经后,由于雌激素水平下降,造成骨质丢失,使骨骼开始变脆,所以女性在绝经后可采取雌激素替代疗法来防治骨质疏松,降低骨折发生率。

需要注意的是,雌激素要在医生指导下使用,使用时要注意个体化、低剂量、短期应用的原则。

Q 16 治疗骨质疏松症的常用药物有哪些？

　　单纯补钙不能代替其他抗骨质疏松症的药物治疗。有效的药物治疗能阻止和治疗骨质疏松症，包括雌激素代替疗法、降钙素、选择性雌激素受体调节剂以及二磷酸盐，这些药物可以阻止骨吸收但对骨形成的作用特别小。用于治疗和阻止骨质疏松症发展的药物分为两大类：第一类为抑制骨吸收药，包括钙剂、维生素 D 及活性维生素 D_3、降钙素、二磷酸盐、雌激素以及异黄酮；第二类为促进骨形成药，包括氟化物、合成类固醇、甲状旁腺激素。

1.激素代替疗法

　　激素代替疗法被认为是治疗绝经后女性骨质疏松症的最佳选择，也是最有效的治疗方法，存在的问题是激素代替疗法可能带来其他系统的副作用。激素代替疗法避免用于患有乳腺疾病的患者，以及不能耐受其副作用者。①雌二醇：建议绝经后即开始服用，在耐受的情况下终身服用。周期服用，即连用 3 周,停用 1 周。过敏、乳腺癌、血栓性静脉炎及诊断不清的阴道出血禁用。另有炔雌醇和炔诺酮属于孕激素,用于治疗中到重度的与绝经期有关的血管舒缩症状。②雄激素:研究表明对于性激素严重缺乏所致的骨质疏松症男性患者,给予睾酮替代治疗能增加脊柱的骨密度,但对髋骨似乎无效,因此雄激素可视为一种抗骨吸收药。③睾酮:肌内注射,每 2～4 周 1 次,可用于治疗性腺功能减退的骨密度下降患者。肾功能受损以及老年患者慎用睾酮,以免增加前列腺增生的危险;睾酮可以增加亚临床的前列腺癌的生长,故用药需监测前列腺特异抗原(PSA);还需监测肝功能、血常规以及胆固醇;如出现水肿以及黄疸应停药。用药期间应保证钙和维生素 D 的供应。另有外用睾酮可供选择。

2.选择性雌激素受体调节剂(SERMs)

该类药物在某些器官具有弱的雌激素样作用,而在另一些器官可起雌激素的拮抗作用。SERMs能防止骨质疏松、还能减少心血管疾病、乳腺癌和子宫内膜癌的发生率。这类药物有雷洛昔芬,为非类固醇的苯骈噻吩是雌激素的激动药,能抑制骨吸收、增加脊柱和髋部的骨密度，能使椎体骨折的危险性下降 40%～50%，但疗效较雌激素差。绝经前妇女禁用。

3.二磷酸盐类

二磷酸盐类是骨骼中与羟基磷灰石相结合的焦磷酸盐的人工合成类似物，能特异性抑制破骨细胞介导的骨吸收并增加骨密度，具体机制仍未完全清楚，考虑与调节破骨细胞的功能以及活性有关。有效抑制破骨细胞活性，降低骨转换。使用这类药物有极少数患者发生药物性反流或发生食道溃疡，所以有食道炎、活动性胃及十二指肠溃疡、反流性食道炎的患者需要慎用。禁用于孕妇以及计划怀孕的女性。

第一代命名为羟乙基磷酸钠称依替磷酸钠，治疗剂量有抑制骨矿化的副作用，因此主张间歇性、周期性给药，每周期开始时连续服用羟乙基磷酸钠 2 周，停用 10 周，每 12 周为一个周期。服用羟乙基磷酸钠需同时服用钙剂。

近年来不断有新一代的磷酸盐应用于临床，如氨基二磷酸盐（阿仑屈酯）、利塞磷酸（利塞磷酸钠）、氯磷酸（氯甲二磷酸盐）以及帕米磷酸纳等，抑

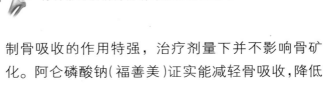

制骨吸收的作用特强，治疗剂量下并不影响骨矿化。阿仑磷酸钠（福善美）证实能减轻骨吸收，降低脊柱、髋骨以及腕部骨折发生率达 50%，在绝经前使用可以阻止糖皮质激素相关的骨质疏松症。

4.降钙素

降钙素为一种肽类激素，可以快速抑制破骨细胞活性，缓慢作用可以减少破骨细胞的数量，具有止痛、增加活动功能和改善钙平衡的功能，对于骨折的患者具有止痛的作用，适用于二磷酸盐和雌激素有禁忌证或不能耐受的患者。国内常用的制剂有降钙素（Miacalcin，鲑鱼降钙素）和依降钙素（益钙宁）。降钙素有肠道外给药和鼻内给药两种方式，胃肠外给药的作用时间可持续达 20 个月。少数患者可有面部潮红、恶心等副作用。

5.维生素 D 和钙

维生素 D 及其代谢产物可以促进小肠钙的吸收和骨的矿化，活性维生素 D_3（如罗盖全、阿法骨化醇）可以促进骨形成，增加骨钙素的生成和碱性磷酸酶的活性。服用活性维生素 D_3 较单纯服用钙剂更能降低骨质疏松症患者椎体和椎体外骨折的发生率。另有维生素 D 和钙的联合制剂可供选择，治疗效果比较可靠。适当剂量的活性维生素 D_3 能促进骨形成和矿化，并抑制骨吸收。活性维生素 D_3 不但对增加骨密度有益，还能增加老年人肌肉力量和平衡能力，降低跌倒的危险，进而降低骨折风险。老年人更适宜选用活性维生素 D_3，例如骨化三醇，剂量为每天 0.5 微克，在治疗骨质疏松症时，可与其他抗骨质疏松药物联合应用。

6.氟化物

氟化物是骨形成的有效刺激物，可以增加椎体和髋部骨密度，降低椎体骨折发生率。每天用小剂量氟，即能有效地刺激骨形成且副作用小。特乐定（Tridin）的有效成分为单氟磷酸谷氨酰胺和葡萄糖酸钙，与进餐时嚼服。本药儿童及发育时期禁用。

7.甲状旁腺激素（PTH）

小剂量甲状旁腺激素 rhPTH（1–34）有促进骨形成的作用，能有效地治疗绝经后严重骨质疏松，增加骨密度，降低椎体和非椎体骨折发生的危险，因此适用于严重骨质疏松症患者。这类药物一定要在专业医师指导下应用。

对于接受治疗的骨质减少和骨质疏松症患者，建议每1~2年复查骨密度一次。如检测骨的更新指标很高，药物应减量。为长期预防骨量丢失，建议女性在绝经后即开始雌激素替代治疗，至少维持5年，以10~15年为佳。如患者确诊疾病已知会导致骨质疏松，或使用明确会导致骨质疏松的药物，建议同时给予钙、维生素D以及二磷酸盐治疗。

Q 17 骨质疏松的认识误区有哪些？

在我们的生活当中骨质疏松病情太过常见，这种病情容易出现在老年人身上，大多数的老年人因为不重视这种病情，所以非常容易出现骨折，而且行动也会受到影响，这个时候我们都应该认真按照医生的嘱咐来进行治疗，那么骨质疏松的认识误区有哪些呢？见图14和图15。

1.补钙等于治疗骨质疏松

含钙的食物可以减缓骨质疏松病情的发展，从而改善病情，但是在治疗骨质疏松的时候，应该与

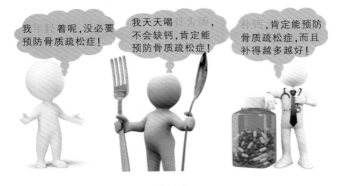

图 14

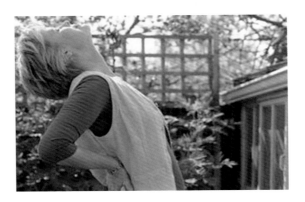

图 15

其他药物来进行联合使用，我们不能够单纯的补钙，我们需要提高骨密度，增强骨骼强度，所以一定要按照医生的嘱咐来进行合理的用药，采取合理的补钙,才能够让病情尽快得到控制。摄入钙太少是骨质疏松的重要危险因素,纠正钙摄入少的唯一方法是补钙。但单纯补钙不能起到防治骨质疏松的效果,因为在钙的吸收与排泄过程中,还需众多因素的参与,如活性维生素 D_3、维生素 K、蛋白质等。到目前为止,国际上公认钙剂中添加低剂量的维生素 D,这是一种比较理想的组合。

2.喝骨头汤能预防骨质疏松

有很多老年人认为喝骨头汤就能够尽快地补钙,但是并非如此,骨头汤中的钙溶解在汤里面的含量是非常低的,大概 1 千克的骨头汤,煮 2 个小时,汤中含钙量大概是在 20 毫克,经常喝骨头汤,并不能够满足我们身体所需要的钙质,所以说喝骨头汤是不能够预防骨质疏松病情的。

3.骨质疏松与年轻人无关

骨质疏松并不是老年人特有的病情,年轻人同样应该注意自己的骨骼生长,人体骨骼矿物质的含量在 30 多岁的时候达到最高峰,这个时候如果注意自己的骨骼生长状况,及时补充大量钙质,峰值骨量越高,那么自己发生骨质疏松的时间就可以相对延长。现在有很多年轻的女性节食减肥,体重降下来的同时对于骨骼也会产生一定的影响,所以健康的饮食,合理的生活,对于预防骨质疏松病情的发展也是非常重要的。

4.治疗骨质疏松不辨病因

骨质疏松症的发病因素有两大类:即原发性骨质疏松症和继发性骨质疏松症,不同的骨质疏松症在治疗上是完全不同的。如果是钙摄入不足导致的骨质疏松症,应用补钙剂会非常有效;但如果是甲状旁腺功能亢进引起的骨质疏松症,单纯补钙不会有什么效果,这时需要使用活性维生素 D_3;此外,老年性骨质疏松症需要在医生指导下用药,盲目补钙不能真正解决骨质疏松的问题。

针对骨质疏松病情,一定要尽早地采取治疗措施,大部分患者都需要补充足够的钙质,而且在生活中参加适合的体育锻炼,对于预防骨质疏松病情的发展有非常大的帮助,注意自己的健康也能够帮助病情尽快得到控制。

Q 18 对老年性骨质疏松症患者有哪些护理措施？

老年性骨质疏松的护理措施有很多。首先就是要多给患者喝水，因为有些老年性骨质疏松症患者觉得大小便需要别人照顾，害怕麻烦就不喝水，这样会引起泌尿系统感染，所以可以多鼓励患者喝水，最好是每天都摄入 2000 毫升的水，这样可以增加排尿量，清洁尿道，防止感染，同时也要多跟患者交流沟通，不要冷落患者。见图 16。

对于卧床的患者，要每隔几个小时就帮助患者

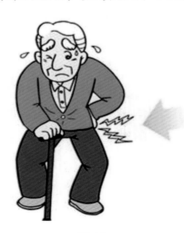

图 16

翻身,同时还要去拍背,让患者多做深呼吸来增加肺活量,可以促进痰液排出,保持呼吸道的通畅。患者居住的卧室要保持空气新鲜,定时通风换气,利于呼吸道清洁, 避免在房间内吸烟, 空调的温度也要适宜,不要让温度过低,这样才能避免上呼吸道感染。

要多增加一些营养,可以每天给予患者一些新鲜的鱼类、蛋类还有豆制品类的食品,要多做些排骨汤、虾米海带汤、猪脚黄豆汤等含丰富钙质的食物,这样能够帮助患者恢复体力。还有就是要多给予患者一些新鲜的蔬菜跟含纤维素多的食物,避免患者发生便秘,要让患者养成定时排便的习惯。

只有家属们按照以上措施护理,才能让患者更快的恢复健康。患者自己也要保持心情上的愉悦,不要想得太多,否则会导致抑郁,不利于疾病的治疗。能下床的患者最好每天都晒会儿太阳,散散步。

Q19 骨质疏松症患者应如何锻炼?

临床上,骨质疏松症这种疾病是中老年人常见的疾病,也是多发性疾病。经过临床研究发现,其实随着年龄的增加，女性到 45 岁以后就会有一部分人增加到患骨质疏松症的群体中，为此临床上不管是饮食和锻炼都需要注意。

对于骨质疏松症的患者来说需要保证足够的睡眠，其次就是注意晒太阳。最好每天有一个小时的时间，老年人可以散步、打太极拳，以及进行各种体操运动，有条件的老年人还可以游泳锻炼身体。

但是骨质疏松症的老年人锻炼身体是一个循序渐进的过程，患者最好是在刚开始短时间锻炼，然后慢慢增加锻炼时间，这样可以合理的接受锻炼强度，不会感觉到劳累或者是疲倦，此外也需要注意进食一些健康食物，配合运动。

对于骨质疏松症的患者来说，尽管运动治疗是一个慢性过程，但是，其可以刺激骨组织生长，预防骨骼老化，同时预防钙质的丢失，让身体中的骨骼结构更加合理，这样达到预防骨质疏松的目的。

对于骨质疏松症的患者来说，运动的同时也需要注意增加饮食营养，比如低盐低脂饮食。此外，还要注意饮食清淡，多进食营养丰富的食物，保证每天钙质的供给，也能更好地调整身体平衡，从而达到控制和治疗疾病的目的。

以上是专家对骨质疏松症患者在锻炼时给出

的注意事项。锻炼可以预防骨质疏松症的出现,还可以减轻患者的痛苦,如果疾病的症状不能缓解,那么千万不能掉以轻心,还是需要及时进行治疗,此外就是对于骨质疏松症的患者来说,运动治疗也需要有一定的耐心和信心。

Q20 骨质疏松症与其他疾病关系如何?

1.糖尿病与骨质疏松症

众所周知,糖尿病在我国正处于加速流行的趋势,而且对健康威胁最大的不是糖尿病本身,而是其并发症(如心、脑、肾、眼、皮肤以及神经系统等)。糖尿病并发骨质疏松症的危害,是近年才逐渐被认识的。

骨质疏松症的易致骨折、致残率高的特点,往往给糖尿病的治疗和康复带来极大的困难,严重影响患者的生活质量,并造成了巨大的经济负担,这已经成为一个严重的社会问题。

不论哪种类型的糖尿病,都会引起患者自身的骨量减少,骨密度降低。国内外不同的资料显示，糖尿病引起骨密度降低的发病率为 9.8% ～ 66%。所以，当糖尿病患者感觉腰酸、背痛、下肢疼痛、乏力等时，须尽快进行骨密度相关检查。

预防糖尿病性骨质疏松症：①要严格控制血糖、尿糖的指标；②长期保持均衡膳食，注意钙、维生素 D 的摄入；③避免不良生活方式(如吸烟、酗酒等)，养成良好的习惯，如适度运动；④定期监测骨密度，必要时，在医生指导下服用药物预防。

2.哮喘与骨质疏松症

哮喘是慢性肺部疾病。由于空气污染、过敏原、运动、感染、情绪波动及某些食物等因素，导致哮喘发病率逐渐增高。哮喘疾病本身并不会影响骨骼的健康，其诱发骨质疏松症的根本还在于治疗哮喘的药物，如糖皮质激素。而且由于哮喘患者运动较少，在饮食上盲目拒绝含钙的乳制品，也可诱发骨质疏松症。

3.红斑狼疮与骨质疏松症

红斑狼疮是一种自身免疫性疾病。资料表明，系统性红斑狼疮更易导致骨质流失及骨折。最为关键的是红斑狼疮与骨质疏松症的患者群多为女性。约 90% 红斑狼疮患者是女性,而且女性患者因骨质疏松症出现骨折的概率是正常人的数倍,所以红斑狼疮患者应定期进行骨密度检查。

除红斑狼疮本身可造成骨质流失外,在红斑狼疮的治疗中应用的糖皮质激素,红斑狼疮患者很少运动等都是导致骨质疏松症的重要因素。

4.消化系统疾病与骨质疏松症

消化系统疾病,如肝硬化、慢性胰腺功能不全、胆道瘘、胃肠部分切除术等,导致钙、磷吸收障碍及维生素 D 缺乏,同样可诱发骨质疏松症。

5.恶性肿瘤骨转移与骨质疏松症

恶性肿瘤(如乳腺癌)患者,经常需要服用抗雌激素药物(如三苯氧胺等),可改变激素水平,导致骨质疏松症。

6.骨关节疾病与骨质疏松症

"医生,之前我做骨密度检查后,被确诊患上了骨质疏松症。补了一段时间钙,最近 X 线检查又说患了骨质增生,这个是不是补钙补过量了呀?"

(1)骨质增生与骨质疏松症是孪生兄弟

很多人或许都有这样的疑问,骨质增生是骨质疏松症补钙过量所致吗?事实上,并非如此,骨质疏松症与骨质增生可以说是"孪生兄弟",它们都源于缺钙,而且往往骨质增生与骨质疏松同时发生。

骨质增生是机体对骨质疏松的一种代偿性改变,由于骨质疏松发生后,机体发生代偿作用形成新骨,然而新骨远不能补足大量丢失的旧骨,造成本应进入骨骼内部的钙沉积在一些受力最大的骨面上(如足跟、腰椎、颈椎等),造成骨质增生。

(2)骨性关节炎与骨质疏松症

骨性关节炎是一种关节退行性改变,随着年龄的增大患病的可能性逐渐增加。骨性关节炎的第一症状就是关节疼痛,而且疼痛会随着运动或关节活动而加重。骨质疏松和骨性关节炎都是属于与年龄有关的退行性病变,多个方面互相交织。伴发骨质疏松的骨关节炎患者在治疗的时候要一起治疗骨质疏松,比如使用骨化三醇既可治疗骨质疏松,也对减轻关节疼痛、恢复关节功能有作用。

(3)类风湿关节炎易合并骨质疏松症

类风湿关节炎是慢性全身性炎性疾病,属于自身免疫炎性疾病,多处小关节受累,如手指、肘、肩、膝关节、足及踝关节,反复发作,呈对称分布。类风湿关节炎早期会有不同部位的关节红肿热痛及功能障碍;晚期关节可出现不同程度的僵硬畸形,并伴有骨和骨骼肌的萎缩,极易致残。

　　类风湿关节炎之所以常伴骨质疏松症,原因主要有四点:①患病关节附近的骨质由于炎症影响骨代谢,可引起局部骨质疏松;②由于类风湿关节炎患者关节肿痛,反复发作,使患者活动减少,诱发骨质疏松症;③中老年人是类风湿关节炎的高发人群,同时也是骨质疏松症患者的高发人群;④类风湿关节炎治疗上,一些人会应用糖皮质激素,这类药物是导致骨质疏松的关键性因素之一。

　　类风湿关节炎合并骨质疏松症活动建议如下。总体来说,建议类风湿关节炎合并骨质疏松症患者,应以伸展姿态、活动关节的运动为主,如低强度的有氧运动及瑜伽、游泳、太极拳等为宜。骨质疏松症患者应避免过度弯腰、扭动身体、抬重物等,而关节炎的患者也应避免让关节过度受累。如果对运动方法不够了解,可咨询专科医生。

7.慢性肾脏病与骨质疏松症的联系

(1)甲状旁腺功能亢进

慢性肾脏病患者会出现甲状旁腺功能亢进(简称"甲旁亢")。而甲状旁腺功能亢进,会导致甲状旁腺激素分泌过多,长期作用于骨骼,最终就会导致骨质疏松症。这类骨质疏松症单纯的补钙是没有作用的,应该使用骨化三醇等活性维生素 D_3,不但可以控制甲旁亢,还可以治疗骨质疏松症,从根本上解决了病因。

(2)活性维生素 D_3 缺乏

各种慢性肾脏疾病都可诱发骨质疏松症,包括慢性肾小球肾炎、慢性肾盂肾炎、肾病综合征等。

当肾衰竭时,由于维生素 D 不能在肾脏内进行活化,体内活性维生素 D_3 缺乏,引起肠道对钙的吸收减少,从而影响骨骼的形成。同时,肾脏疾病也会使甲状旁腺激素分泌增多,这也是诱发骨质疏松症的重要因素之一。可见,在双重因素的影响下,慢性肾脏病的患者极易发生骨质疏松症。针对此种情况,骨化三醇等活性维生素 D_3 是最佳的选择。

（3）慢性肾脏病属于一种自身免疫疾病,治疗时常使用糖皮质激素等免疫抑制剂

我们知道糖皮质激素无论使用多大剂量,使用多长时间,都是骨质疏松的危险因素。大剂量、长时间的使用糖皮质激素,会造成患者出现严重的骨质疏松症。

8.防治慢性肾脏病骨质疏松症的6项措施

针对由慢性肾脏病引起的骨质疏松症的治疗越早越好,以免骨质疏松症向不可逆的方向发展。治疗措施包括以下几个方面：①维持正常的血清钙、磷浓度；②避免继发性甲状旁腺功能亢进和转移性钙化；③控制甲状旁腺激素的分泌；④补充活性维生素 D_3,纠正活性维生素 D_3 的缺乏；⑤延缓肾性骨病的发展；⑥减少铝在骨中的沉积。

9.激素性骨质疏松症的治疗

慢性肾脏病患者多需要服用糖皮质激素(如泼尼松、氢化可的松等),针对服用糖皮质激素导致的骨质疏松症,具体治疗措施包括有效地纠正高皮质激素血症。在消除病因的前提下,补充钙剂及活性维生素 D_3 制剂。根据患者自身的不同情况,还需配合其他对症治疗措施, 如对尿酸升高明显的患者,

可用噻嗪类药物配合治疗。

10.器官移植后骨质疏松症的预防和治疗

器官移植(如肾移植、肝移植、心脏移植等)和干细胞移植后,患者可能出现以低骨量和骨组织微结构破坏为特征,导致骨质脆性增加,易发生骨折的代谢性骨病。

11.为什么移植后易出现骨质疏松

患者在移植前已经出现器官衰竭(终末期肝、肾疾病,心力衰竭,呼吸衰竭等)导致维生素 D 代谢紊乱,从而引起代谢性骨病。①这类患者移植后骨质疏松的发生率将进一步升高;②患者出现慢性肾脏病继发性甲状旁腺功能亢进;③存在已有的骨骼疾病;④活性维生素 D_3 缺乏没有得到纠正;⑤患者营养不良; ⑥移植前后长期使用糖皮质激素,移植后使用免疫抑制剂(如环孢素和他克莫司),以上因素都大幅增加了骨质疏松的发生风险。

12.为何常使用骨化三醇治疗移植后骨质疏松症

骨化三醇无须肝肾羟化激活,是高活性的维生素 D_3;骨化三醇可显著降低甲状旁腺激素水平,减

少继发性甲旁亢造成的骨量丢失;骨化三醇与多种
免疫抑制剂有协同作用,对肾功能无影响。骨化三
醇可增加肌肉力量,减少骨丢失,减少骨折发生率,
可从根本上改善移植后骨质疏松症,有效地预防和
治疗移植后骨质疏松。

Q 21 哪些药物可引起骨质疏松症?

　　由于骨质疏松随着年龄增加而越来越明显,所
以有些人认为骨质疏松是衰老的自然规律。然而,
非自然因素也是导致骨质疏松的重要原因,其中最
应该引起关注的就是"药源性骨质疏松症"。在长期
应用某些药物治疗疾病时,药物对人体骨代谢产生
了不良影响,导致骨量减少,从而发生了骨质疏松
症。常服 6 类药物警惕骨质疏松症。

1.糖皮质激素

　　骨质疏松是糖皮质激素引起的第一大副作用,
无论剂量高低、时间长短、是否持续用药,糖皮质激
素均显著增加骨质疏松风险。单独使用钙剂不能预

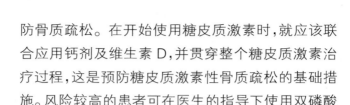

防骨质疏松。在开始使用糖皮质激素时,就应该联合应用钙剂及维生素 D,并贯穿整个糖皮质激素治疗过程,这是预防糖皮质激素性骨质疏松的基础措施。风险较高的患者可在医生的指导下使用双磷酸盐类药物。

2.抗癫痫药物

长期服用抗癫痫药物,如苯巴比妥、苯妥英钠、卡马西平、丙戊酸钠等,会导致骨质软化、骨质疏松和继发性甲状旁腺功能亢进等情况。 癫痫性骨病的主要症状可表现为肌无力、骨痛、反复发生骨折伴骨畸形等。

抗癫痫药还会导致肝内维生素 D 的代谢紊乱,导致维生素 D 及其代谢产物排泄增加;同时,抗癫痫药物还能直接影响肠道和骨组织对钙的吸收,这些均是诱发骨质疏松的重要因素。

3.甲状腺激素类药物

治疗甲状腺功能低下,需要采取补充甲状腺激素类药物的替代疗法。常用的甲状腺类激素有:甲状腺粉、左甲状腺素、促甲状腺素、降钙素、碘酸钾、左甲状腺素钠等。

但是如果甲状腺激素应用过量,甲状腺激素会造成人体内的钙磷代谢失衡, 从而引起骨骼脱钙、骨吸收增加,进而导致骨质疏松症。因此,患者使用甲状腺激素时, 需要严格按照医生的指导使用,千万不可过量。

4.抗肿瘤药物

乳腺癌患者常服用抗雌激素药物(如三苯氧胺等),使激素水平下降,导致骨质疏松症。很多抗肿瘤的化疗药物,如苯丁酸氮芥、环磷酰胺、白消安、甲基苄肼等,对性腺都有损害,使性激素分泌降低,诱发骨质疏松。

5.性腺激素抑制剂

在导致骨质疏松症的因素中,性功能低下是造成骨质疏松、骨折的重要危险因素。而因为治疗某些疾病而需要使用性激素抑制剂,这类药物会影响性激素的分泌,也可诱发骨质疏松症。

6.免疫抑制剂

除糖皮质激素外,还有环孢素 A、他克莫司等药物,目前常用于器官移植后,其究竟是否可独立造成骨质疏松还没有确切的评估。但糖皮质激素对骨骼的影响已经获得大量资料的证明。

附录 1 国际骨质疏松症 一分钟问卷

据中华医学会骨质疏松和骨矿盐疾病学分会近日正式发布《原发性骨质疏松症诊治指南(2011年)》。

在我国,50岁以上人群患骨质疏松症的总人数已超过7000万，更有2亿人存在低骨量问题,这些人都是骨质疏松的后备军。事实上,骨质疏松只要早期发现,完全可防可治。

在最新版的《原发性骨质疏松症诊治指南》中重点强调了骨质疏松的风险评估,患者通过1分钟的简单测试，就能知道自己的骨质疏松风险有多大,从而帮助医生及早发现目标人群,并给予正确的干预和治疗。

1分钟自测分为两部分。第一部分是国际骨质疏松基金会新发布的骨质疏松症测试题,10个问题中只要其中1道题您的回答为"是",那就证明你有发生骨质疏松的风险。

10 道骨质疏松测试题

1.您是否曾经因为轻微的碰撞就伤到骨骼?

2.您的父母有没有过轻微碰撞就发生髋部骨折?

3.您经常连续 3 个月以上服用"可的松、泼尼松"等激素类药品吗?

4.您身高是否比年轻时降低了超过 3 厘米?

5.您经常大量饮酒吗?

6.每天吸烟超 20 支吗?

7.您经常患腹泻吗?

8.女士回答:您是否在 45 岁以前就绝经了?

9.女士回答:您是否曾经有过连续 12 个月以上没有月经?(怀孕期除外)

10.男士回答:您是否患有阳痿或缺乏性欲这些症状?

然后接着做第二部分——亚洲人骨质疏松自我筛查公式:(体重 – 年龄)×0.2= 风险指数。如果结果大于 –1,就说明发生骨质疏松的风险比较低;如果结果小于 –4,则说明是高风险,要赶紧到医院进行治疗;算出来的结果在 –4 至 –1 之间是中风险,最好也到医院咨询一下,看看有哪些最适合自己的预防方法。举例来说,一个65岁的人,体重58千克,那他的骨质疏松风险指数就是(58-65)×0.2=-1.4,说明他处于中风险阶段。

专家建议,50岁以上的人每年都应进行自测。哮喘、甲状腺疾病、用过激素类药物的人,应更早做这个测试。

附录2 骨质疏松性骨折诊疗指南(2017年)

发布机构:中华医学会骨科学分会骨质疏松学组。

骨质疏松性骨折是中老年最常见的骨骼疾病,也是骨质疏松症的严重阶段,具有发病率高、致残致死率高、医疗花费高的特点。而我国骨质疏松性骨折的诊疗现状是诊断率低、治疗率低、治疗依从性和规范性低。2008年,中华医学会骨科学分会发布了《骨质疏松骨折诊疗指南》,对我国骨质疏松性骨折的诊断及治疗起到了巨大的指导和规范作用。

为了及时反映当今骨质疏松性骨折手术和药

物治疗的新理念和循证医学进展,优化骨质疏松性骨折诊疗策略,规范骨科医生诊疗行为,自 2015 年5 月开始,中华医学会骨科学分会骨质疏松学组及《中华骨科杂志》编辑部组织国内本领域的专家,针对原指南的不足,参考近年来国内外对骨质疏松性骨折防治的指南,遵循科学性、实用性和先进性的原则,对原指南进行更新。

1.定义

(1)骨质疏松性骨折

其为低能量或非暴力骨折,指在日常生活中未受到明显外力或受到"通常不会引起骨折外力"而发生的骨折,亦称脆性骨折(fragility fracture)。"通常不会引起骨折外力"指人体从站立高度或低于站立高度跌倒产生的作用力。骨质疏松性骨折与创伤性骨折不同,是基于全身骨质疏松存在的一个局部骨组织病变,是骨强度下降的明确体现,也是骨质疏松症的最终结果。

(2)骨质疏松症

其是以骨强度下降、骨折风险增加为特征的骨骼系统疾病。骨强度反映骨骼的两个主要方面,即骨密度和骨质量。

骨质疏松症分为原发性和继发性两大类。本指南仅针对原发性骨质疏松症导致的骨质疏松性骨折而制订。

2.流行病学及其特点

2013 年国际骨质疏松基金会（International Osteoporosis Foundation，IOF）报告：全球每 3 秒钟有 1 例骨质疏松性骨折发生，约 50％的女性和 20％的男性在 50 岁之后会遭遇初次骨质疏松性骨折，50％初次骨质疏松性骨折患者可能会发生再次骨质疏松性骨折；女性骨质疏松性椎体骨折再骨折风险是未发生椎体骨折的 4 倍。骨质疏松性骨折可造成疼痛和重度伤残，髋部和椎体发生骨质疏松性骨折可降低患者预期寿命，长期卧床者的致死率可达 20％、永久性致残率可达 50％。

骨质疏松性骨折具有以下特点：①骨折患者卧床制动后，将发生快速骨丢失，会加重骨质疏松症；②骨重建异常、骨折愈合过程缓慢，恢复时间长，易发生骨折延迟愈合甚至不愈合；③同一部位及其他部位发生再骨折的风险明显增大；④骨折部位骨量低，骨质量差，且多为粉碎性骨折，复位困难，不易达到满意效果；⑤内固定治疗稳定性差，内固定物及植入物易松动、脱出，植骨易被吸收；⑥多见于老年人群，常合并其他器官或系统疾病，全身状况差，治疗时易发生并发症，增加治疗的复杂性。

骨质疏松性骨折多见于老年人群，尤其是绝经后女性。发生的常见部位有：胸腰段椎体、髋部（股骨近端）、腕部（桡骨远端）、肱骨近端等；发生了脆性骨折临床上即可诊断骨质疏松症。

3.骨质疏松性骨折的诊断

（1）临床表现

可有疼痛、肿胀和功能障碍，可出现畸形、骨擦感（音）、反常活动；但也有患者缺乏上述典型表现。具有骨质疏松症的一般表现。

（2）影像学检查

X线：可确定骨折的部位、类型、移位方向和程度，对骨折诊断和治疗具有重要价值。X线片除具有骨折的表现外，还有骨质疏松的表现。

CT：常用于判断骨折的程度和粉碎情况、椎体压缩程度、椎体周壁是否完整、椎管内的压迫情况。

MRI：常用于判断椎体压缩骨折是否愈合、疼痛责任椎及发现隐匿性骨折,并进行鉴别诊断等。

全身骨扫描(ECT):适用于无法行 MRI 检查或排除肿瘤骨转移等。

(3)骨密度检查

拟诊为骨质疏松性骨折的患者建议行骨密度检查。双能 X 线吸收法(dualenergy X-ray absorptiometry,DXA)测量值是世界卫生组织(World Health Organization,WHO)推荐的骨质疏松症评估方法,是公认的骨质疏松诊断的金标准。

参照 WHO 推荐的诊断标准,DXA 测定骨密度值低于同性别、同种族健康成人的骨峰值不足 1 个标准差为正常(T 值 ≥ -1.0 SD);降低 1~2.5 个标准差为骨量低下或骨量减少 (-2.5 SD< T 值 <-1.0 SD);降低程度大于或等于 2.5 个标准差为骨质疏松(T 值 ≤ -2.5 SD);降低程度符合骨质疏松诊断标准,同时伴有一处或多处骨折为严重骨质疏松。

目前,获得广泛认可的 DXA 测量骨密度的部位是中轴骨(临床常用 L1~L4 及髋部);而四肢骨(如足跟及腕部)的骨密度检测结果只能作为筛查指标。其他骨密度的检查方法, 如 pDXA、QCT、pQCT 等,尚无统一的诊断标准。

（4）实验室检查

在诊断原发性骨质疏松性骨折时，应排除转移性骨肿瘤、胸腰椎结核、多发性骨髓瘤、甲状旁腺功能亢进等内分泌疾病、类风湿性关节炎等免疫性疾病、长期服用糖皮质激素或其他影响骨代谢药物以及各种先天或获得性骨代谢异常疾病。

基本检查项目：血、尿常规，肝、肾功能，血清钙、磷、碱性磷酸酶等。

选择性检查项目：红细胞沉降率、性腺激素、血清25 羟基维生素 D（25 hydroxyvitamin D，25OHD）、$1,25(OH)_2D$、甲状旁腺激素、24 小时尿钙和磷、甲状腺功能、皮质醇、血气分析、血尿轻链、肿瘤标志物、放射性核素骨扫描、骨髓穿刺或骨活检等。

骨转换生化标志物：IOF 推荐Ⅰ型骨胶原氨基末端肽和Ⅰ型胶原羧基末端肽，有条件的单位可检测。

（5）诊疗原则及流程

骨质疏松性骨折的诊断应结合患者的年龄、性别、绝经史、脆性骨折史、临床表现及影像学和（或）骨密度检查结果进行综合分析，做出诊断。骨质疏松性骨折诊疗流程见图 17。

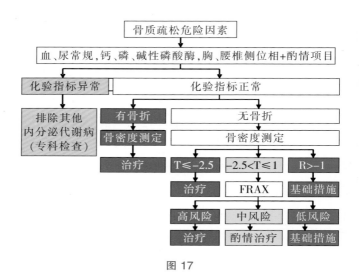

图 17

4.骨质疏松性骨折的治疗

复位、固定、功能锻炼和抗骨质疏松治疗是治疗骨质疏松性骨折的基本原则。

骨质疏松性骨折的治疗应强调个体化,可采用非手术或手术治疗。具体方法应根据骨折部位、骨折类型、骨质疏松程度和患者全身状况而定,权衡手术与非手术治疗的利弊,做出合理选择。

骨质疏松性骨折多见于老年人,整复和固定应以方法简便、安全有效为原则,以尽早恢复伤前生活质量为目的;应尽量选择创伤小、对关节功能影响少的方法,不应强求骨折的解剖复位,而应着重于功能恢复和组织修复。

手术时应考虑骨质疏松性骨折骨质量差、愈合缓慢等不同于一般创伤性骨折的特点,可酌情采取以下措施:使用特殊固定器材,如锁定加压钢板、粗螺纹钉、具有特殊涂层材料的固定器材或假体等; 采用骨水泥或植骨材料充填等局部强化技术。

对骨质疏松性骨折患者除防治骨折引起的并发症外,还应积极防治下肢深静脉血栓、坠积性肺炎、泌尿系感染和压疮等并发症。

5.常见骨质疏松性骨折

(1)脊柱骨折

★诊断

脊柱是骨质疏松性骨折中最为常见的部位,胸腰椎多见, 包括椎体压缩性骨折和椎体爆裂性骨折。患者年龄及病史,尤其轻微外伤后出现胸腰部疼痛、身高缩短和驼背、脊柱变形或活动受限是诊断的重要参考。体检脊柱局部有压痛,尤其是体位改变时疼痛明显,卧床休息时减轻或消失;一般无下肢感觉异常、肌肉力量减退及反射改变等神经损害表现，但如椎体压缩程度和脊柱畸形严重，也可出现神经功能损害表现。

根据 Genant 等 X 线分型标准将骨质疏松性脊柱压缩骨折分为轻度（20%~25%）、中度（25%~40%）和重度（>40%）。引起疼痛的骨折椎体即为疼痛责任椎体，可根据骨折节段局部的压痛、叩击痛，结合 MRI 或 ECT 结果综合判断。

★治疗

• 非手术治疗

其适用于症状和体征较轻，影像学检查显示为轻度椎体压缩骨折，或不能耐受手术者。治疗可采用卧床、支具及药物等方法，但需要定期进行 X 线检查，以了解椎体压缩是否进行性加重。

• 手术治疗

椎体强化手术，包括椎体成形术（PVP）和椎体后凸成形术（PKP），是目前最常用的微创手术治疗方法，适用于：①非手术治疗无效，疼痛剧烈；不稳定的椎体压缩性骨折；椎体骨折不愈合或椎体内部囊性变、椎体坏死；不宜长时间卧床；能耐受手术者。②高龄患者宜考虑早期手术，可有效缩短卧床时间，减少骨折并发症的发生。③绝对禁忌证：不能耐受手术者;无痛、陈旧的骨质疏松性椎体压缩性骨折;凝血功能障碍者;对椎体成形器械或材料过敏者。④相对禁忌证:椎体严重压缩性骨折,椎管内有骨块;有出血倾向者;身体其他部位存在活动性感染者;与椎体压缩骨折无关的神经压迫引起的根性痛。

术中应避免发生骨水泥渗漏,必要时可选用网袋技术或遥控骨水泥注射技术加以预防。另外,术中还可以同时取活检,以便与肿瘤引起的脊柱压缩性骨折进行鉴别。

对有神经压迫症状和体征、严重后凸畸形、需行截骨矫形以及不适合行微创手术的不稳定椎体骨折患者,可考虑行开放手术治疗。术中可采用在椎弓根螺钉周围局部注射骨水泥、骨水泥螺钉、加长和加粗椎弓根钉或适当延长固定节段来增强内固定的稳定性。

(2)髋部骨折

★诊断

骨质疏松性髋部骨折主要包括股骨颈骨折和转子间骨折,是骨质疏松症最严重并发症,具有致畸率、致残率高,病死率高,恢复缓慢的特点。骨折后第 1 年内的死亡率高达 20%~25%,存活者中超过 50% 的患者会留有不同程度的残疾。根据临床表现和影像学可明确诊断。治疗骨质疏松性髋部骨折的目的是尽快采取有效的措施，恢复患者的负重功能，减少卧床时间。

★治疗

● 股骨颈骨折

常采用 Garden 分型评估骨折的稳定性和移位程度。老年骨质疏松性股骨颈骨折推荐尽早手术治疗，包括闭合或切开复位内固定术、人工关节置换术等。对于骨折移位不明显的稳定型骨折或合并内科疾病无法耐受手术者，可以酌情采用外固定架或非手术治疗。

选择人工股骨头置换还是人工全髋关节置换，主要根据患者的年龄、全身状况、预期寿命等因素来决定。对高龄、全身情况较差、预期寿命不长者，可考虑行人工股骨头置换，以缩短手术时间，减少术中出血，满足基本的日常生活要求；否则行人工全髋关节置换术。

● 股骨转子间骨折

常采用 Evans 分型和 AO 分型。目前，主要治疗手段是闭合或切开复位内固定，包括髓内和髓外固定。从生物力学角度，髓内固定更具优势。人工髋关节置换不作为转子间骨折的常规治疗方法,仅当作一种补充手段。

(3)桡骨远端骨折

★诊断

根据病史、体检及 X 线检查基本可做出诊断。桡骨远端骨质疏松性骨折多为粉碎性骨折,易累及关节面,骨折愈合后常残留畸形和疼痛,造成腕关节和手部功能障碍,屈伸和旋转受限。

★治疗

对于可恢复关节面平整及正常掌倾角和尺偏角、能够恢复桡骨茎突高度者,可采用手法复位、石膏或小夹板外固定等非手术治疗。

对累及关节面的桡骨远端粉碎性骨折、不稳定的桡骨远端骨折、手法复位后桡骨短缩超过 3 毫米、侧位 X 线显示背侧成角超过 10°、关节面台阶超过 2 毫米、手法复位不满意者可采用手术治疗,目的是恢复关节面的平整及相邻关节面的吻合关系,重建关节的稳定性以及恢复无痛且功能良好的腕关节。手术方法可根据骨折的具体情况选择,包括经皮撬拨复位克氏针内固定、外固定支架固定、切开复位钢板内固定、桡骨远端髓内钉固定等。

（4）肱骨近端骨折

★诊断

肱骨近端骨质疏松性骨折，因骨质条件欠佳而常导致复位和固定困难，尤其是粉碎性骨折，可出现肱骨头坏死、肩关节脱位或半脱位，严重影响关节功能。临床可根据X线检查判断骨折类型，通过CT扫描明确主要骨块移位及压缩程度，而MRI则有助于判断肩轴损伤。

★治疗

无移位的肱骨近端骨折可采用非手术治疗，方法为颈腕吊带悬吊、贴胸位绷带固定或肩部支具固定等。有明显移位的肱骨近端骨折建议手术治疗，可根据患者具体情况采用闭合或切开复位内固定。内固定可选择肱骨近端解剖型钢板、锁定钢板、肱骨近端髓内钉等。克氏针、螺钉、张力带固定操作简便，对组织损伤小。对肱骨近端Neer分型三或四部分的严重粉碎性高龄骨折患者，可考虑行人工肱骨头置换术。

6.骨质疏松性骨折药物干预

（1）干预目的

骨质疏松性骨折的病理基础是骨质疏松，骨折后应积极采用规范的抗骨质疏松药物治疗,其目的是缓解疼痛,抑制急性骨丢失,提高骨量,改善骨质量,降低再骨折发生率。

(2)干预药物

★基础药物

①钙剂:可改善骨矿化、减缓骨量丢失。②维生素 D:可促进钙吸收,有利于骨骼健康、增加肌肉力量、降低再骨折风险。

钙剂和维生素 D 可与抗骨质疏松药物联合使用,并贯穿整个治疗过程。

★抗骨质疏松药物

• 抑制骨吸收类药物

双磷酸盐类:可提高腰椎和髋部骨密度,降低椎体及髋部等部位再骨折发生率;主要包括阿仑磷酸钠、利塞磷酸钠、唑来磷酸(5 毫克;注意 4 毫克剂量唑来磷酸无临床适应证, 仅用于治疗转移性肿瘤)、伊班磷酸钠。

选择性雌激素受体调节剂(SERMs):可选择性地作用于雌激素的靶器官,与不同形式的雌激素受体结合,发生不同的生物效应,降低骨转换至女性绝经前水平,阻止骨丢失,增加骨密度。

降钙素类:可抑制破骨细胞生物活性、减少破骨细胞数量,对骨质疏松性骨折后的急性骨丢失和疼痛有较好的治疗作用;主要包括鲑鱼降钙素、鳗鱼降钙素等。

雌激素:能抑制骨转换、阻止骨量丢失,可提高椎体和髋部骨密度。绝经后骨质疏松性骨折患者建议在专科医生指导下个体化运用。

• 促进骨形成类药物

重组人甲状旁腺激素片段 1-34(rhPTH1-34),具有增加成骨细胞分泌胶原、促进骨基质形成及其矿化、促进骨形成、改善骨重建的作用,可有效地增加骨密度,显著降低绝经后妇女椎体和非椎体骨折风险。

• 活性维生素 D_3 类

其主要包括骨化三醇及其类似物——阿法骨化醇,适用于绝经后骨质疏松症,但不推荐作为日常补充。老年人、肾功能不全及 1α 羟化酶缺乏患者建议补充活性维生素 D_3。

• 维生素 K 类

四烯甲萘醌可促进骨形成、抑制骨吸收、提高骨量,可降低骨质疏松性骨折再骨折发生率。

• 中成药

人工虎骨粉、异黄酮类及淫羊藿类复合物等中成药对骨质疏松性骨折患者有减轻疼痛、提高骨密度的疗效。

需要强调的是,不推荐同时联合应用同一作用机制的抗骨质疏松药物。

(3)干预原则

骨质疏松性骨折抗骨质疏松药物干预需要根据骨质疏松严重程度,注重个体化原则,考虑药物的适应证和禁忌证、临床疗效、安全性、经济性和依从性等诸多因素,合理应用。

骨质疏松性骨折后,早期钙和维生素 D 用药剂量可酌情增加;钙剂应注重元素钙含量,推荐补充元素钙每天 1000 毫克;普通维生素 D 补充剂量推荐为每天 800IU。

骨质疏松性骨折发生前,已使用抗骨质疏松药物者,应重新评估骨质疏松状况,不建议盲目停药。

骨质疏松性骨折发生前,未使用抗骨质疏松药物者,应在骨折处理后,患者全身情况稳定时,尽早使用抗骨质疏松药物治疗。

骨质疏松性骨折后,规范的双磷酸盐使用对骨折愈合无不利影响。

★双磷酸盐使用应参考下列情况

• 双磷酸盐类药物联合钙和维生素 D 应用,可提高抗骨质疏松疗效。

• 口服双磷酸盐类药物，禁用于导致食管排空延迟的食管异常（狭窄或迟缓）、不能站立或坐直至少30分钟者、对产品任何成分有过敏者、低钙血症。

• 静脉注射双磷酸盐类药物时，少数患者可能会出现一过性发热反应，建议在静脉使用双磷酸盐类药物的同时，选用非甾类抗炎药物5~7天。

• 当患者肌酐清除率低于每分钟35毫升时，静脉双磷酸盐禁用，口服双磷酸盐不推荐使用。

★骨质疏松性骨折属于骨质疏松严重阶段，下列情况是使用促骨形成类药物的参考条件

• 对已使用抗骨吸收药物治疗多年而发生骨质疏松性骨折患者，建议停用抗骨吸收类药物，选用促骨形成类药物。

• 65岁以上女性骨质疏松性椎体骨折且骨密度低于 −2.5 SD、绝经后女性多次发生骨质疏松性椎体骨折或髋部骨折、运用双磷酸盐后仍发生骨质疏松性骨折的患者，推荐使用促骨形成药物。

• 多发性骨质疏松性骨折患者，可以使用促骨形成药物。

降钙素对缓解骨质疏松性骨折骨痛有益，可减少骨折后急性骨丢失，建议在骨质疏松性骨折的制

动患者中短时间（3 个月）使用。

对围绝经期骨质疏松性骨折患者，更年期症状（血管舒缩症状）明显，可选用雌激素；无明显更年期症状，可选用选择性雌激素受体调节剂（SERMs）；需在专科医生指导下使用。

骨质疏松性骨折后抗骨质疏松治疗，应注重长期干预，通常在骨折愈合后还需坚持定期随访，提高药物干预的依从性。

（4）干预对骨折愈合和内植物影响

骨质疏松性骨折后，应用钙剂和活性维生素 D_3 可提高患者成骨活性指标，增加骨痂面积。应用双磷酸盐会出现骨痂增大、矿化增加，未见骨折延迟愈合；使用 rhPTH1-34，可促进骨折区骨痂形成。

骨质疏松性骨折内固定手术后，应用双磷酸盐类药物可抑制骨量的进一步丢失，提高内固定物的稳定性，降低内固定移位的发生率。

骨质疏松性髋部骨折人工关节置换术后，应用双膦酸盐类药物可提高髋部骨量，减少假体周围骨丢失，降低假体松动发生率。

骨质疏松性椎体骨折内固定术后，应用 rhPTH1-34 可提高椎体骨量，降低椎弓根螺钉松动的发生率。

（5）干预注意事项

★ 干预疗程

双磷酸盐类药物疗程一般为 3~5 年，而后再根据治疗后骨代谢指标改变、再骨折风险程度改变决定"继续用药"或"停药观察（药物假期）"。rhPTH1–34 使用不超过 2 年。

激素类和生物制剂类药物一旦停用，其疗效即消退，需序贯其他治疗。雌激素和选择性雌激素受体调节剂尚无明确疗程限定，使用时间可根据治疗效果确定。

★ 随访和评估

• 使用抗骨质疏松药物干预后，应保持定期随访，了解并处理副作用、骨折愈合情况、临床症状改善情况、再骨折预防实施情况等。

• 抗骨质疏松治疗效果，早期可观察骨转换指标，如 P1NP 和 STCTX 的改变，并帮助提高干预依从性。抗骨质疏松治疗 1 年后，可比较双能 X 线骨密度是否超过最小有意义变化值，以评估疗效。

★ 药物转换

对于确定治疗无效患者，IOF 专家组提出的药物转换原则可供参考：①转换为更强效的同一类型抗骨吸收的药物；②口服剂型药物转换为注射剂型药物;③抗骨吸收类药物转换为促骨形成类药物。

7.术后再骨折风险评估及处理

(1)骨质疏松性骨折术后再骨折风险评估

骨质疏松性骨折术中及术后仍然存在发生骨折风险,甚至更高,因此骨折风险评估对骨质疏松性骨折的治疗和预防有重要的意义。

骨密度是经典的骨质疏松性骨折风险预测因素,其代表70%的骨强度,骨密度每下降1个标准差,被检测的骨骼区域骨折风险增加1.5~3.0倍。骨小梁结构和骨转换对骨强度也有重要意义。此外,高龄、女性等因素与再骨折风险相关。肌肉减少症在骨质疏松和骨质疏松性骨折发病中的作用逐渐受到重视,肌肉力量和平衡能力评定有助于评估跌倒风险。

抗骨质疏松治疗,包括药物治疗及功能锻炼,有助于降低再骨折风险。

(2)骨质疏松性骨折术后再骨折处理

骨质疏松性骨折后再骨折既可以发生于原骨折部位,也可以发生于其他部位。对于骨质疏松性骨折术后再骨折,尤其应该重视局部和全身的抗骨质疏松治疗。骨质疏松性骨折术后原位再骨折则常与骨折不愈合或延迟愈合有关,需要根据具体原因选择保守治疗、增加或更换内固定、植骨甚至关节置换手术。

8.康复与并发症预防

骨质疏松性骨折,尤其是脊柱和髋部骨折,常见的并发症包括静脉血栓形成、肺部感染、压疮、泌尿系感染、心脑血管意外等,严重者甚至可导致死亡,远期还可能残留疼痛和肢体功能障碍。除与相关专业医生协作开展并发症防治外,骨折后及手术后尽早指导患者进行适当的康复锻炼,对于并发症的预防和骨折远期疗效的提高有重要帮助。

骨质疏松性骨折患者的康复治疗既要遵循一般骨折的康复规律,又要考虑到患者骨质量差和骨折愈合缓慢的特点,可根据具体情况采用多种康复措施,例如:疼痛管理、饮食及生活习惯指导、运动康复、康复辅具的使用、骨质疏松健康知识教育、中医药康复等,可在康复科医生协助下完成。

(1)围术期康复与并发症预防

对于脊柱和髋部骨折,在内固定或关节置换术基础上,应鼓励患者在医护人员的指导下尽早坐起和站立,以缩短卧床时间,减少卧床相关并发症的发生。髋部骨折术后宜循序渐进地进行关节功能的主动活动和被动活动,尤其是患肢主动活动。①采用髓内固定或关节置换的患者,术后可尽早尝试患肢部分负重;②采用锁定钢板等髓外固定技术的患者,患肢下地负重时间需适当推迟;③关节置换术后早期,应根据采用的手术入路,适当限制关节活动范围;④椎体成形术后 12 小时,患者可尝试坐起,24 小时后可尝试站立,腰背部肌肉力量训练和平衡训练有助于加速患者恢复。

桡骨远端骨折内固定术后或拆除外固定后,应重视关节活动度、肌肉力量等康复训练。肩关节骨折后的康复训练通常由被动运动开始,可在上肢吊带或外展架上行前屈、外旋运动,待疼痛缓解后,逐步开始行主动肌肉力量锻炼和关节活动度训练等。

(2)围术期后的康复

围术期后的康复措施主要包括运动康复、物理疗法和个性化的康复辅具,这些康复措施有助于改善骨折后残留的肢体疼痛、肿胀及功能障碍,增加骨强度,改善肢体协调性以避免跌倒,提高患者生活质量。

本指南仅为学术性指导意见，随着医学的发展，其中的某些内容需不断完善，临床实施方案必须依据临床具体情况制订，采取各种预防及治疗措施前，请参阅相关产品说明。